Te $\frac{18}{411}$

CONSEILS
SUR LES SECOURS A DONNER
AVANT L'ARRIVÉE DU MÉDECIN,
APRÈS UN ACCIDENT OU DANS LES CAS URGENTS,

ET SUR LES SOINS GÉNÉRAUX
QUE RÉCLAMENT LA MALADIE ET LA CONVALESCENCE,

Ouvrage spécialement écrit pour les personnes qui habitent la campagne,

PAR

A. DUPONT,

MÉDECIN CANTONAL ET MEMBRE CORRESPONDANT DE L'ACADÉMIE DE MACON.

———

PRIX : 50 CENTIMES.

———

CHAROLLES,
IMPRIMERIE ET LITHOGRAPHIE DE H. DAMELET.

1860

CONSEILS

SUR LES SECOURS A DONNER

AVANT L'ARRIVÉE DU MÉDECIN,

APRÈS UN ACCIDENT OU DANS LES CAS URGENTS,

ET SUR LES SOINS GÉNÉRAUX

QUE RÉCLAMENT LA MALADIE ET LA CONVALESCENCE,

Ouvrage spécialement écrit pour les personnes qui habitent la campagne,

PAR

A. DUPONT,

MÉDECIN CANTONAL ET MEMBRE CORRESPONDANT DE L'ACADÉMIE DE MACON.

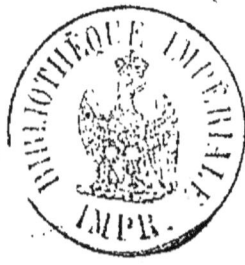

CHAROLLES,

IMPRIMERIE ET LITHOGRAPHIE DE H. DAMELET.

1860

CHAROLLES,

IMPRIMERIE ET LITHOGRAPHIE DE H. DAMELET.

AVANT-PROPOS.

Je ne suis point partisan de ces ouvrages de médecine, destinés à initier le public dans les principes élémentaires de cette science; ils n'apprennent rien et n'ont d'autre effet que d'endormir ceux qui les lisent, dans une fausse sécurité, en leur persuadant qu'avec le secours d'un livre ils peuvent se passer de médecin.

Il n'en est pas ainsi de la connaissance des secours à donner avant l'arrivée de l'homme de l'art, après un accident ou dans les cas graves et urgents; on ne saurait rendre trop populaires des notions dont l'application est fréquente, jamais suivie d'accidents fâcheux et souvent très-utile.

En effet, au moment d'un accident

et même au début de certaines mala-
dies, l'état de celui qui en est atteint
réclame immédiatement des secours ; il
arrive même parfois que c'est à la
promptitude avec laquelle on les lui administre qu'il doit son salut.

Le médecin, surtout dans les campagnes, se fait quelquefois attendre très-
longtemps, et je le répète, il se ren-
contre des circonstances où le moindre
retard peut avoir les plus funestes conséquences.

Mais ordinairement les personnes té-
moins d'un accident, ou qui entourent
le lit d'un malade subitement saisi d'un
mal grave, ne sachant pas ce qu'elles
ont à faire, perdent un temps précieux
qui expose l'existence de ce malade,
ou tout au moins prolonge cruellement
ses souffrances ; il est donc très-impor-
tant, comme on le voit, que la connaissance des secours à donner dans les
cas urgents soit généralement répan-
due, afin que chacun puisse les administrer d'une manière sûre et intelli-
gente.

C'est à raison de cette importance
que je publie ce petit livre, où, réunis-
sant ce que l'on ne trouve qu'épars
dans des ouvrages plus considérables et
lus seulement par les hommes de l'art,
j'indique les moyens à employer pour
parer aux premiers dangers. Je n'ai
point la prétention d'avoir mis au jour
une œuvre scientifique ; le seul mérite
que j'aurai, si mon livre guérit ou abrège
les douleurs de quelques malades, sera
celui d'avoir fait une bonne action.

Parmi les moyens propres à obtenir
les résultats que je signale, je n'ai
choisi que ceux dont l'application est
facile et sans inconvénients, ceux qui
se trouvent sous la main de tout le
monde et jouissent d'une efficacité re-
connue. J'espère, malgré la difficulté de
parler médecine aux personnes étrangères à cette science, rester toujours
clair et à la portée de mes lecteurs.

Je préviens aussi que ces conseils ne
peuvent jamais dispenser d'appeler le
médecin, pour peu que le cas soit grave, et fût-il même léger en apparence,

s'il ne cède pas très-promptement.

Dans les deux derniers paragraphes, je parle des soins généraux que réclament la maladie et la convalescence; ils sont de la plus grande importance; car, ainsi que le dit Hyppocrate, il faut que tout ce qui entoure le malade concourt à sa guérison.

CONSEILS

Sur les secours à donner avant l'arrivée du
médecin,
après un accident ou dans les cas urgents
et sur les soins généraux
que réclament la maladie ou la convalescence.

———————⋖⋗———————

I

EMPOISONNEMENT.

Les empoisonnements, soit qu'ils résul-
tent d'un accident, d'un crime ou d'un
suicide, ne sont pas malheureusement
très-rares.

Les symptômes généraux de l'empoisonnement sont : saveur désagréable,
acerbe, métallique, parfois sucrée, séche-
resse de la bouche, soif ardente, douleurs,
crampes d'estomac, coliques souvent atroces, selles fréquentes ou constipation opiniâtre, pâleur de la face, refroidissement
des extrémités, assoupissement, stupeur
ou mouvements convulsifs.

Le plus ordinairement l'apparition de
ces symptômes fait naître dans l'esprit du
malade et des personnes qui l'entourent
la pensée d'un empoisonnement, mais

souvent aussi, quand cet empoisonnement est le produit d'un crime, ou que dans le cas de suicide, la personne empoisonnée veut garder un silence obstiné, rien ne peut le faire soupçonner, si ce n'est au médecin. Quoiqu'il en soit, lorsque ces symptômes éclatent sans autres raisons pour les expliquer, on doit craindre un empoisonnement.

La chose la plus importante est d'abord de reconnaître quelle est la substance qui a donné lieu à l'empoisonnement, afin que l'on puisse diriger les secours suivant la nature du poison. Puis deux indications se présentent à remplir :

1° Evacuer le poison et administrer l'antidote ou contre-poison ; il en est une troisième : combattre les suites de l'empoisonnement; elle regarde exclusivement le médecin.

La première indication se remplit en provoquant des vomissements et des selles. On fait vomir et l'on purge par diverses substances que je n'indiquerai même pas, parce que le médecin seul doit les prescrire.

On obtient ordinairement et sans dangers les mêmes effets par des moyens faciles, que chacun peut employer; ce sont aussi les seuls que je conseille. Ainsi, dans un cas d'empoisonnement, on fera vomir en faisant boire au malade une grande quantité d'eau tiède, en titillant la luette avec une barbe de plume, en introduisant profondément le doigt dans la bouche; on purgera par de simples lavements émollients, et dans lesquels on ajoutera trois ou quatre cuillerées de miel fondu, ou autant d'huile d'olive ou de noix.

On conçoit facilement que les évacuations ne conviennent que lorsque le poison a été ingéré dans l'estomac ou pris par le rectum; car si la substance vénéneuse a été introduite dans l'économie de toute autre manière, les vomitifs et les purgatifs sont absolument inutiles.

Quand le poison aura été expulsé, du moins en partie, et l'on se hâtera pour obtenir ce résultat d'employer les moyens que je viens d'indiquer, on administrera le contre-poison; c'est la seconde indication; elle est, pour les personnes qui entourent le malade, plus difficile à remplir que la première, parce que l'on connaît peu ou que l'on n'a pas sous la main les antidotes nécessaires. J'aurai soin de ne mentionner que ceux que l'on se procure facilement et partout.

Un très-grand nombre de substances minérales et végétales peuvent empoisonner; il ne sera ici question que de celles qui produisent le plus souvent ces terribles accidents. Je ne décrirai pas non plus les signes propres à chaque espèce d'empoisonnement, on les retrouvera dans les symptômes généraux que j'ai tracés.

Empoisonnement par le cuivre et ses composés : acétate de cuivre, sulfate de cuivre (vitriol bleu), oxalate de cuivre, etc. — L'empoisonnement par le cuivre ou ses composés n'est pas très-rare, celui même produit par l'acétate de cuivre (vert de gris), est des plus fréquents ; il arrive par la négligence que l'on apporte à rejeter tous les vases imparfaitement étamés, par la malpropreté ou l'imprudence des cuisinières, et par suite de certaines préparations dangereuses, telle que celle des cornichons dans un bassin de cuivre où l'on ajoute du vinaigre pour leur donner une belle couleur verte. Les bonbons colorés par le cuivre sont aussi dangereux. On se méfiera également des robinets couverts de vert-de-gris, en un mot de tous les vases de cuivre qui ne sont pas tenus dans un très-grand état de propreté.

1° Faites immédiatement vomir par les moyens indiqués plus haut.

2° Quand tous les aliments contenus dans l'estomac auront été rejetés par le vomissement, faites boire au malade de l'eau tiède chargée d'albumine ; on la prépare en mélangeant des blancs d'œufs avec de l'eau (12 ou 15 pour un litre), en évitant de faire mousser le mélange. Le sucre passe aussi pour un antidote des composés cuivreux ; on peut le donner avec avantage.

Si les coliques sont fortes, si tout dénote une vive inflammation de l'estomac et des intestins, des cataplasmes sur le ventre, des lavements huileux seront très-utiles.

Empoisonnement par le plomb et ses composés : minium, litharge, sucre de Saturne, sous-acétate de plomb liquide, etc.— On peut s'empoisonner avec le plomb en mangeant des mets préparés dans des vases de ce métal, en portant imprudemment à sa bouche les doigts pleins de minium, de céruse, quand on manie ces substances, etc.

1° Evacuer le poison par les vomissements ; 2° administrer l'eau albumineuse, du thé, du lait.

Empoisonnement par l'arsenic.—L'arsenic est un des poisons les plus violents; c'est celui que le crime choisit de préférence comme le plus prompt et le plus certain. L'arsenic entrant dans la composition de différentes préparations employées à la destruction de certains animaux nuisibles et dans quelques remèdes de la médecine vétérinaire et même humaine, n'est malheureusement que trop facile à se procurer; on doit apporter la plus grande attention à ce qu'il n'en tombe pas

sous la main des enfants et des personnes qui pourraient, par ignorance, en
goûter ou s'en servir pour un usage quelconque.

1° Les sels d'arsenic, connus vulgairement sous le nom simple d'arsenic, se
dissolvent dans l'eau, et par conséquent
l'eau pure ingérée dans l'estomac aurait
pour effet de rendre le poison plus actif
encore; on se servira donc d'huile au lieu
d'eau pour exciter les vomissements, à
moins que l'on ait à sa disposition du
sous-carbonate de fer; dans ce cas on en
suspendrait de 60 à 80 grammes dans une
grande quantité d'eau tiède que l'on ferait boire au malade. On ne négligera pas
les autres moyens pour faire vomir.

2° Le fer est le meilleur contre-poison
de l'arsenic. Après les vomissements ob-
tenus, on administrera au malade, dans
un litre d'eau, 120 grammes de sous-carbonate de fer; on donnera ce mélange par
demi-tasse toutes les dix minutes; si
l'on n'avait point de fer, on le remplace-
rait par du lait. C'est dans l'empoisonnement par l'arsenic que l'on ne saurait
appeler le médecin trop promptement, surtout si l'on n'a pas le contre-poison à sa
disposition.

Empoisonnement par les champignons.
—Encore un genre d'empoisonnement
des plus fréquents! Il ne se passe pas

d'année sans que les journaux nous re-disent quelques-unes de ces catastrophes. Je n'établirai pas les caractères qui distinguent les champignons vénéneux de ceux qui ne le sont pas. Ces distinctions seraient plus nuisibles qu'utiles; car elles pourraient engager quelques-uns de mes lecteurs à tenter des essais dangereux; j'engage fortement à ne manger que le champignon connu généralement de tous pour être inoffensif et à rejeter tous les autres sans exception.

1° Faire vomir, lavement huileux; nous ferons observer que les champignons se digèrent très-lentement; il est encore opportun de provoquer le vomissement longtemps après leur ingestion.

2° Après les évacuations on donnera de l'eau acidulée ou une solution de sel commun, ou mieux encore une forte décoction d'écorce de chêne.

On a vanté l'éther sulfurique à la dose de 50 à 60 gouttes et même plus, dans une infusion de tilleul ou de fleurs d'orangers.

Empoisonnement par la belladone, la jusquiame, le datura, le tabac, la ciguë. — L'empoisonnement par ces plantes est plus rare que celui qui est déterminé par les poisons énumérés plus haut; toutefois dans les pays où croît la belladone on cite un assez grand nombre de personnes qui

ont été empoisonnées en mangeant par
méprise les baies de cette plante.

1° Provoquer le vomissement par l'eau
tiède, lavements huileux.

2° Ces plantes sont rangées dans les
poisons narcotico-âcres; elles produisent
donc un double effet : stupéfier et irriter;
suivant que l'un ou l'autre de ces deux
effets dominera, on dirigera les premiers
secours ; si les symptômes du côté du sys-
tème nerveux, et ces symptômes sont :
tantôt stupeur, anéantissement presque
complet de la sensibilité et du mouvement, tantôt délire, agitation, hallucina-
tion, convulsions; si ces symptômes, dis-
je, sont les plus remarquables , donnez
des infusions de café, de l'eau vinaigrée
en boissons et en lotions sur la tête et
les reins ; si les signes d'une violente irri-
tation se manifestent par des douleurs
d'estomac, de violentes coliques, faites
boire au malade des infusions émollientes
de mauves, de guimauves, etc., placez
des cataplasmes sur le ventre.

*Empoisonnement par l'opium et ses
composés : la morphine, sirop diacode,
laudanum, têtes de pavots, etc.* — Les
malheureux qui veulent accomplir leurs
funestes projets de suicide par empoisonnement, choisissent de préférence l'o-
pium, sans doute dans le but de passer
sans souffrir et par un sommeil paisible,

de la vie à la mort; il est aussi très-facile
de s'empoisonner avec ces substances par
erreur ou imprudence.

1° Evacuer le poison par le vomissement.

2° Forte infusion de café, eau vinaigrée, décoction d'écorce de chêne. Si le
poison a été introduit par une plaie, on la
lavera avec soin, puis on donnera le café, etc. Si l'opium a été absorbé par le rectum, on administrera avec avantage des
lavements huileux avant de recourir au
café et à la décoction d'écorce de chêne.

Empoisonnement par les cantharides.
—Ce genre d'empoisonnement ne peut
guère arriver que par une erreur com-
mise dans une ordonnance de médecin;
on l'a vu cependant produit par la poudre
ou la teinture de cantharides donnée
dans un odieux et criminel dessein.

1° Provoquer le vomissement.

2° Boissons adoucissantes, mauves,
guimauves, lait, émulsions d'amandes,
lavements émollients.

*Empoisonnement par les acides (acides
sulfurique, nitrique, hydrochlorique) et
le phosphore.* — L'empoisonnement par
les acides est souvent la conséquence
d'une erreur; on boit l'acide pour une
liqueur ou tout autre liquide. Ces poisons
ne pouvant pas être rejetés par le vomissement, il est inutile de le provoquer. On

fera boire de suite au malade de l'eau chargée de magnésie, si l'on peut s'en procurer; à son défaut, on donnera une forte solution de savon : ce moyen est à la portée de tout le monde. On soulagera ensuite les douleurs atroces du malade avec des cataplasmes, des boissons émollientes, des gargarismes adoucissants et autres semblables moyens. Le phosphore agit à la manière des acides; en cas d'empoisonnement par cette substance, les mêmes conseils sont applicables.

Empoisonnement par l'alcool (ivresse). —L'ivresse est un véritable empoisonnement par l'alcool, et comme malheureusement il est le plus fréquent et non le moins dangereux, nous en traiterons avec quelques détails.

Dans le premier degré de l'empoisonnement par l'alcool, le malade éprouve de la pesanteur de tête, des envies de vomir, des vertiges; ses propos sont incohérents, ses membres ne peuvent plus le soutenir. On le déshabillera, on le placera dans un lieu aéré, mais en prenant soin qu'il ne se refroidisse pas, on lui donnera une légère infusion de thé et l'on provoquera le vomissement.

Dans le second degré, les symptômes précédemment décrits sont plus intenses; il s'y joint des signes de congestion cérébrale, la face est colorée d'un rouge livide, les yeux sont brillants, la langue presque immobile; aussi le malade ne prononce-t-il que des sons inarticulés. On insistera sur les moyens de procurer le vomissement, on appliquera sur le front des compresses d'eau vinaigrée.

Au troisième degré, l'ivresse est portée au point de produire un état profond de stupeur, et le malade est sous l'imminence de l'asphyxie. Dans ces circonstances, on placera la moutarde aux jambes; on insistera sur les lotions froides, et l'on se hâtera d'appeler un médecin.

II

ASPHYXIE.

On peut définir l'asphyxie une mort apparente, résultat de la suspension de l'acte de la respiration. Je n'ai pas à énumérer ici les diverses causes qui peuvent occasionner cette suspension; fidèle à mon plan, je ne parlerai que des asphyxies les plus fréquentes et des secours que toute personne est capable de donner.

Asphyxie par submersion. — On doit savoir d'abord que tant que la rigidité cadavérique n'existe pas, on peut concevoir l'espérance de rappeler le noyé à la vie; il ne faut donc point se décourager si les

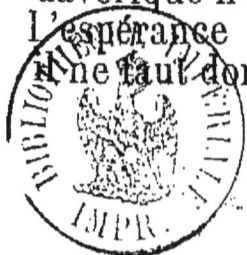

2

premiers soins paraissent infructueux ;
ce n'est souvent qu'après plusieurs heures de persévérance qu'ils sont couronnés
de succès. Ces réflexions s'appliquent à
tous les genres d'asphyxie.

On commencera donc par déshabiller
le noyé et nettoyer ses narines et sa bouche du sable, du limon, de l'écume, en
un mot de tout ce qui pourrait empêcher
l'air d'entrer librement dans les poumons.
On le placera sur un plan incliné, la tête
élevée, un peu penchée de côté, afin de
faciliter la sortie de l'eau. On se gardera
bien de le pendre la tête en bas suivant une
vieille coutume aussi absurde que bar-
bare. Cela fait, on tâchera de le réchauf-
fer par des applications de linges, de bri-
ques, de fers à repasser convenablement
chauffés, et en frictionnant les membres, surtout à leur partie interne, avec
une brosse douce et de la flanelle. Pendant qu'une personne s'occupera de ces
soins, une autre imprimera des mouvements brusques à la poitrine en pressant
les côtes puis en les abandonnant à elles-
mêmes, de manière à simuler l'acte de la
respiration. On communiquera au ventre
de semblables mouvements mais dirigés
de bas en haut. Il sera très-utile encore
de placer sous les narines du noyé un fla-
con contenant du vinaigre très-fort ou de
l'ammoniaque étendue d'eau. Enfin, si

tous ces moyens ne réussissent pas et·
avant même de les avoir employés très-
longtemps, on en viendra à l'insufflation
pulmonaire; je ne conseille que celle de
bouche à bouche. Elle se pratique en plaçant sa bouche sur celle du malade et en
y insufflant doucement de l'air pendant
que l'on fait exécuter à la poitrine les
mouvements dont j'ai parlé. Je n'indiquerai pas les divers instruments avec lesquels on pratique encore l'insufflation; je
ne parlerai ni des lavements de tabac ni
des autres moyens de traiter l'asphyxie
par submersion, parce que le médecin
seul peut et doit être juge de leur oppor-
tunité et les mettre en pratique.

Asphyxie par strangulation. — Il est à
peine besoin de dire que la première chose
à faire est de couper le lien qui retient le
pendu, puis on mettra en usage la série
des moyens que j'ai indiqués pour l'asphyxie par submersion : frictions, vinaigre ou ammoniaque étendue d'eau que
l'on approchera des narines, insufflation
accompagnée des mouvements de la poitrine et du ventre; le malade doit être mis
dans une position telle que la tête et la
poitrine soient fortement élevées.

*Asphyxie par le gaz acide carbo-
nique.* — Les cas d'asphyxie par le gaz
acide carbonique produit par la com-
bustion du charbon de bois, sont des

des plus communs; on peut avoir fréquemment occasion de porter secours à
quelques malheureuses victimes.

On placera la personne asphyxiée dans
un appartement bien aéré et dont on
laissera les fenêtres ouvertes; on la déshabillera promptement; sa tête sera élevée; on approchera de son nez quelques
odeurs pénétrantes; on irritera les narines
avec les barbes d'une plume; on pratiquera
l'insufflation pulmonaire; on donnera un
ou plusieurs lavements avec de l'eau vinaigrée ou dans laquelle on ajoute une
poignée de sel de cuisine,.mais les affusions d'eau froide paraissent être de tous
les moyens mis en usage celui qui réussit le mieux: il est donc utile d'y recourir promptement. Toutes les deux ou trois
minutes on jette un verre d'eau fraîche
au visage du malade. Quand les premières inspirations annoncent le retour à la
vie, on cesse les affusions et l'on frictionne
tout le corps avec une flanelle séche ou
imbibée d'un mélange d'eau-de-vie et
d'huile d'olives. Dans le moment où la
respiration est complètement suspendue,
on se gardera bien d'essayer de faire boire
le malade, car le liquide, au lieu d'entrer dans l'estomac, pourrait pénétrer dans
les bronches et déterminer la mort par un
autre genre d'asphyxie. Lorsqu'il a repris
l'usage de ses sens, on peut lui donner

quelques liqueurs cordiales et légèrement
stimulantes (un peu de vin vieux pur ou
coupé), mais il faut à cet égard user d'une
grande prudence, car les excitants admi-
nistrés sans réserve peuvent être suivis
d'accidents graves.

Les mêmes secours sont indiqués dans
l'asphyxie par le gaz acide carbonique
qui se dégage au moment de la fermenta-
tion alcoolique; les cuvriers qui foulent
les cuves sont exposés à ce danger.

Même traitement encore dans l'asphyxie par le gaz d'éclairage.

*Asphyxie par le gaz des fosses d'ai-
sances et des égoûts.* — On portera le
malade au grand air; on lui donnera tous
les secours ordinaires en cas d'asphyxie
et sur lesquels je ne reviendrai pas; de
plus on placera sous son nez un sachet
fait avec une compresse de toile pliée en
quatre, trempée dans du vinaigre et que
l'on remplira de chlorure de chaux; ce
dernier moyen est indiqué par M. Mialhe.
Jetez à la figure du malade de l'eau vinaigrée froide et couvrez ses extrémités de
sinapismes.

III

CONTUSIONS, ENTORSES, LUXATIONS,
FRACTURES.

Contusions. — Les contusions sont le

résultat ordinaire de chûtes ou de coups.
Lors donc qu'une personne aura fait une
chûte grave ou reçu des coups violents,
examinez d'abord s'il n'existe ni entorse,
ni luxation, ni fracture. Si vous recon-
naissez ou soupçonnez une de ces lésions,
vous agirez comme nous le dirons plus
bas. Si vous n'observez que des contusions, sont-elles légères, elles céderont
facilement à l'application de compresses
imbibées d'eau blanche, d'eau de boule,
à des frictions faites avec de l'eau-de-vie
camphrée, l'alcoolat vulnéraire. Sont-
elles profondes et étendues, elles exige-
ront un traitement plus énergique et qui
doit être indiqué par le médecin. Dans ces
deux cas, si le malade est comme anéanti
par l'effet de la commotion ou de la
frayeur, si la syncope est imminente, on
lui fera respirer du vinaigre, de l'eau de
Cologne, une infusion de menthe, de fleurs
d'arnica lui sera administrée; si, au contraire, il est agité, fortement ému, on lui
donnera quelques infusions calmantes :
tilleul, fleurs d'orangers.

Entorses. — Personne n'ignore ce que
l'on nomme vulgairement entorse. Immédiatement après l'accident, on plongera
dans l'eau froide l'articulation malade; on
prolongera ce bain partiel pendant plusieurs heures, en ayant soin de renouve-
ler l'eau quand, par le séjour du membre

blessé, elle se sera réchauffée; si ce moyen est impraticable par quelque raison que ce soit, on se contentera de compresses d'eau froide, blanchie avec le sous-acétate de plomb liquide, on les changera fréquemment. Ces moyens suffisent, avec le repos, pour guérir les entorses légères et diminuent beaucoup les symptômes inflammatoires et les accidents qui surviennent ordinairement dans les cas graves; on fera donc sagement d'y recourir avant l'arrivée du médecin, si son intervention est jugée nécessaire. On ne doit employer les frictions stimulantes que lorsque toute crainte d'inflammation est dissipée.

Luxations, fractures.—Dans les cas de luxation ou de fracture, on s'empressera de transporter le malade chez lui ou dans une maison voisine. Ce transport ne doit pas être opéré sans précaution; il arrive souvent que, dans une fracture, les fragments de l'os brisé restent en contact, mais une secousse imprimée au membre, une mauvaise manière de le soutenir, peuvent leur faire perdre leurs rapports; de là des douleurs très-vives pour le malade, surtout quand il faudra opérer la réduction, douleur qu'on aurait pu lui éviter. D'un autre côté, si les fragments de l'os sont séparés, des mouvements brusques occasionnent entre eux des frottements très-douloureux, irritent les parties qui les touchent et même les déchirent. Ce dernier effet a promptement lieu, quand ils font saillie à travers une plaie dans les cas de fracture compliquée. Si donc on est obligé de transporter le blessé sur une voiture, on l'y placera avec les plus grandes précautions ; le plus adroit des assistants, avec un aide s'il le faut, se chargera spécialement du membre fracturé et le portera en le tenant dans le sens le plus convenable pour que les fragments ne tendent pas à se déplacer, ou s'ils le sont déjà, à ne pas augmenter ce déplacement. En descendant le malade on prendra les mêmes soins. La voiture sera conduite très-doucement, en évitant autant que possible les chocs et les cahos ; du reste on ne choisira ce mode de transport que lorsque l'on ne pourra pas faire autrement à raison de l'éloignement ou de tout autre cause; il vaut mieux se servir d'un brancard sur lequel on met un matelas et que l'on porte à bras. Une fois le malade placé sur son lit, on le déshabillera avec les plus grands ménagements et l'on découdra ou l'on coupera les vêtements pour peu qu'ils gênent dans cette opération et que l'on soit obligé de ramener les membres pour les quitter.

Il va sans dire que dans un cas de luxation ou de fracture, il est indispensable et urgent d'appeler le médecin. Avant son arrivée on pourra donner au malade quelques infusions de tilleul ou de fleurs d'orangers, mais on ne le fera pas manger; on ne lui donnera ni vin, ni liqueurs sous prétexte de rappeler ses forces.

IV

PLAIES.

Les plaies sont faites par un instrument tranchant, piquant, contondant, par la dent de l'homme ou celle des animaux, l'explosion d'une arme à feu, une balle, du plomb, un projectile quelconque. Ces plaies se nomment plaies simples; de plus, un venin ou un virus peut y être introduit par l'aiguillon de certains insectes, la dent de quelques reptiles ou d'un animal atteint d'une maladie particulière; cette circonstance ajoute beaucoup à leur gravité : ce sont les plaies empoisonnées.

1° PLAIES SIMPLES. — *Plaies par instruments tranchants.*— La première indication à remplir est d'arrêter l'écoulement du sang quand il est trop abondant et prolongé. Pour atteindre ce résultat, les moyens, dans les blessures légères, sont, comme chacun sait, l'application d'amadou, de toiles d'araignée, de bourre obtenue en râpant un chapeau de feutre; ils sont ordinairement suffisants. Mais quand un vaisseau un peu gros a été coupé, leur action reste souvent impuissante ; il faut alors recourir à des compresses d'eau froide, à la glace même si l'on peut s'en procurer, et mieux encore à la compression : elle se fait par des bandes de linge placées au-dessus ou au-dessous de la plaie, suivant le point de départ de l'hémorragie, et suffisamment serrées pour rapprocher les bords de l'orifice du vaisseau divisé, et pas assez cependant pour arrêter la circulation dans le membre. Cette dernière observation est de la plus grande importance. Si la compression n'arrête pas définitivement l'hémorragie dans quelques graves circonstances, elle donne du moins le temps de demander à la chirurgie des secours plus puissants. Après que le sang aura cessé de couler, on lavera la plaie avec soin et l'on en rapprochera exactement les bords au moyen de bandelettes de diachylon ou par un bandage approprié ; les autres moyens de réunion ne peuvent être employés que par le médecin. Je recommande de ne pas panser les plaies avec cette foule d'herbes et de remèdes à réputation très-équivoque et dont le moindre défaut est d'être inutiles : le meilleur comme le plus simple pansement se fait avec du cérat. J'ai observé souvent de très-bons effets de l'application, immédiatement après l'accident et le sang arrêté, d'une compresse imbibée de baume du commandeur.

Plaies par instruments piquants.—Ces plaies ne donnent que rarement lieu à une hémorragie; on se hâtera de retirer l'épine, le bois ou le fer qui les aura faites, opération qui réclame souvent la main du chirurgien. L'inflammation, suite fréquente de ce genre de plaies, sera combattue par les moyens appropriés : cataplasmes, sangsues, etc. Les plaies par instruments piquants sont souvent très-dangereuses; je conseille fortement, pour peu qu'elles soient profondes et situées partout ailleurs qu'à un membre, de réclamer les secours d'un homme de l'art.

Plaies par instruments contondants. — Un coup de pierre ou de bâton produit facilement une plaie quand une surface osseuse ou résistante est située à peu de profondeur de la partie frappée; c'est pour cela qu'une chûte, un coup sur un membre ne laisse volontiers qu'une contusion, tandis qu'ils peuvent faire une plaie à la tête, au genou. Les lèvres de ces plaies sont quelquefois si nettes, qu'on les croirait provenir de l'action de la lame la mieux aiguisée. On opposera à l'hémorragie, si elle a lieu, les moyens déjà indiqués. La compression sera très-puissante dans les cas de plaies sur le crâne ou la face, car les vaisseaux seront facilement comprimés entre les surfaces osseuses et l'appareil. Les lèvres de la plaie seront réunies comme pour les plaies par instruments tranchants; également même pansement.

Plaies par la dent de l'homme ou des animaux.—Les morsures se rapprochent beaucoup des plaies par instruments piquants; on se conduira donc comme à l'égard de ces dernières. On rapprochera les lambeaux, si les chairs sont déchirées, avec le diachylon ou un bandage.

Plaies par armes à feu. — Arrêter l'écoulement du sang, s'il en est besoin. Pour extraire les éclats, le plomb, la balle, à moins que ces corps ne soient visibles et très-faciles à retirer de la plaie, on attendra l'arrivée du médecin que l'on fera de suite appeler; on pourra réunir les lèvres de la plaie, si aucun corps étranger n'y est resté.

2° PLAIES EMPOISONNÉES. — *Piqûre des insectes venimeux.* — La piqûre de l'abeille, de la guêpe, du frélon, etc., n'offre pas de dangers, à moins que l'on ait été piqué aux yeux ou à la langue, comme on en cite des exemples. Dans ces cas, s'il venait à surgir quelques accidents, on aurait recours au médecin. Ces petites blessures cèdent facilement aux lotions d'eau froide vinaigrée, ou aux imbrocations d'huile d'olives ; les enfants cependant peuvent en être très-malades.

Morsure de la vipère. — La morsure de la vipère, sans être mortelle, peut le devenir dans certaines circonstances; dans tous les cas, elle est un accident grave. On peut assimiler le traitement de la morsure de la vipère à celui d'un empoisonnement. Deux indications se présentent donc à remplir : 1° Empêcher le venin d'être absorbé; 2° le neutraliser si on a lieu de croire qu'il a été entraîné dans la circulation. On satisfait à la première indication en plaçant d'abord une ligature au-dessus de la morsure; on débride la plaie afin qu'elle saigne davantage et que le venin s'échappe avec le sang. La cautérisation est aussi un moyen très-utile; elle se pratique en introduisant dans la plaie, après le débridement, quelques gouttes d'ammoniaque. Ce genre de cautérisation suffit; on risquerait avec les acides nitrique ou sulfurique d'aller au-delà du but que l'on se propose.

On conseille, pour remplir la seconde indication, celle de neutraliser le venin, de faire prendre de six à dix gouttes d'ammoniaque dans un verre d'eau. Les excitants, comme le vin, la thériaque, ont de bons résultats, et l'ammoniaque n'agit probablement qu'à leur manière. Les re-

mèdes donnés par les charlatans contre
la morsure de la vipère sont tous pris
dans la catégorie des stimulants et c'est ce
qui explique leur succès. Le gonflement
de la partie ou siége la morsure sera com-
battu avec les topiques émollients, cataplasmes, lotions avec de l'eau de mauves, etc.

*Morsure des animaux atteints de la
rage*. — La rage une fois déclarée est une
maladie fatalement mortelle ; on ne peut
que la prévenir par les secours les plus
prompts et les plus actifs. Une cautérisation énergique est pour cela le moyen le
plus sûr, quoiqu'il ne soit pas infaillible,
et la meilleure cautérisation est celle pratiquée avec un fer rougi à blanc ; celle
par les acides concentrés ne sera employée
que pour les personnes qui n'auraient pas
le courage de supporter la première.
Ainsi donc, dès que quelqu'un aura été
mordu par un chien ou par tout autre
animal que l'on aura de justes raisons de
croire enragé, on pratiquera de suite une
ligature au-dessus de la morsure, si elle
a été faite sur un membre ; on débridera
largement la plaie ou les plaies s'il y en a
plusieurs, et l'on cautérisera énergique-
ment avec le fer rouge jusqu'au fond de
la morsure en en suivant toutes les si-
nuosités. Si le malade ne veut pas se sou-
mettre à cette opération, on cautérisera la

plaie, après l'avoir mise à nue, avec une quantité suffisante d'acide nitrique ou sulfurique : il vaut mieux, dans une maladie dont les suites sont si funestes, outre-passer la mesure que rester en-deçà. La poudre de Vienne, le beurre d'anti-moine sont des caustiques très-énergi-ques et préférables aux acides, mais on ne se les procure pas aussi facilement et ils ne peuvent guère être employés que par le médecin. Du reste, on se hâtera de le faire appeler afin qu'il renouvelle les cau-térisations si elles ne lui paraissent pas suffisantes et même qu'il procède à l'am-putation de certaines parties s'il le juge indispensable. Tels sont les soins qu'il convient de donner aux personnes mor-dues par un animal atteint de la rage : ce sont les seuls vraiment efficaces, et je prie instamment ceux qui me liront de ne pas les négliger pour recourir à ces remèdes secrets, inventés par le charlatanisme, propagés par l'ignorance et la cupidité, et qui n'ont pour effets que d'endormir la malheureuse victime dans une funeste sécurité. Je recommande encore aux per-sonnes qui entourent le malade d'agir sur son esprit au moment de l'accident et longtemps après, en dissipant ses crain-tes, en s'efforçant de le distraire des fatales pensées qui le poursuivent, en évi-tant de parler de tout ce qui peut lui rap-

peler l'événement. On a vu la rage subi-
bitement se déclarer à la suite d'une
émotion vive ou d'un souvenir.

*Morsure d'un animal morveux, farci-
neux ou charbonneux.*—Si une plaie faite
accidentellement ou par l'animal lui-
même, se trouve en contact avec la matière qui s'écoule des narines d'un cheval
atteint de la morve, avec le sang, le pus,
des boutons de farcin ou des pustules de
charbon, elle est empoisonnée et peut
communiquer à celui qui la porte la
morve, le farcin, le charbon ou la pustule
maligne. Dans ces cas on posera encore
une ligature au-dessus de la plaie, on la débridera puis on la cautérisera profondément
avec un acide quelconque, mais mieux
avec le fer rouge; on pressera la plaie afin
d'expulser le virus. En même temps que
l'on administrera ces premiers secours,
on fera venir le médecin, car ces accidents sont excessivement graves et leurs
suites souvent mortelles.

V

BRULURES.

On distingue plusieurs degrés dans la
brûlure. J'en compte quatre principaux :
Dans le premier, une simple rougeur
existe sur une surface plus ou moins

étendue; dans le second, l'épiderme soulevé forme des phlyctènes ou ampoules remplies de sérosité; dans le troisième, la brûlure atteint le derme ou la peau proprement dite; enfin, dans le quatrième degré, elle a envahi les parties situées au-dessous de la peau à une profondeur variable. On conçoit facilement qu'il est rare que chaque degré apparaisse seul et isolé; le plus ordinairement il en existe plusieurs, c'est-à-dire qu'à côté d'une escharre se trouve une ampoule, plus loin seulement de la rougeur.

Premier degré.—La brûlure à ce degré n'est grave qu'autant qu'elle est fort étendue; elle l'est même dans ce cas plus que celle au second et au troisième, si cette dernière est très-limitée, car alors peuvent éclater des symptômes inflammatoires et une vive douleur, à redouter surtout chez les enfants. Ces accidents, s'ils surviennent, seront combattus par le médecin.

Les brûlures au premier degré, bornées à une petite surface, sont insignifiantes. La douleur est apaisée par l'immersion prolongée de la partie brûlée dans l'eau froide, ou par l'application de compresses imbibées d'un liquide très-froid et renouvelées fréquemment.

Second degré. — Nous avons ici plus qu'une simple rougeur. Sur la partie

3

brûlée apparaissent des ampoules souvent
très-volumineuses et contenant de la sérosité; la brûlure, à ce degré, est plus
grave qu'au premier à étendue à peu près
égale et mérite quelques précautions par-
ticulières. Le premier mouvement de la
personne brûlée ou des assistants est de
mettre à nu la partie atteinte; on arrache
brusquement ses vêtements et l'on enlève
ainsi presque infailliblement l'épiderme
soulevé, ce qui agrave beaucoup la brûlure. Cette précipitation tient sans doute
à la douleur que l'on éprouve. On la cal-
mera instantanément avec de l'eau froide
employée de suite après l'accident, puis
on découvrira le siége de la brûlure avec
beaucoup de soins, de manière à ne pas
enlever les ampoules et former une plaie
parfois très-étendue et longue à guérir.
Il est prudent de couper les bas et les vêtements qui seraient trop étroits, plutôt
que de s'exposer aux dangers que je signale. Cela fait, on vide les ampoules en
leur faisant à la partie la plus déclive,
avec un instrument quelconque, la plus
petite ouverture possible. On fait échap-
per, en les pressant légèrement, toute la
sérosité qu'elles contiennent, l'épiderme
s'affaisse, alors on procède au pansement.
On ferait une longue liste des remèdes
que l'on a vantés contre la brûlure : chaque commère a le sien; la superstition

même s'en est mêlée, et tout village a son sorcier qui conjure les brûlures et panse du secret. Quelle absurdité ! Mais ce qui paraît merveilleux captivera toujours les hommes: *vulgus vult decipi.*

Voici quelques-uns des moyens que l'expérience a reconnus pour être les plus efficaces ; on devra les employer en se rappelant que .la brûlure exige, comme toute blessure, certain nombre de jours pour sa guérison, guérison d'autant plus longue à obtenir que les tissus ont été plus profondément désorganisés :

On rape des pommes de terre, on applique la pulpe sur la brûlure, eau froide employée comme dans le premier degré ; cérat simple ou de Goulard, avec lequel on enduit un linge très-fin ou du papier brouillard; liniment oléo-calcaire (eau de chaux 500 grammes, huile d'amandes douces 64 grammes) étendu sur du coton cardé. La douleur, l'inflammation, la suppuration, conséquences et suites de la brûlure, seront traitées par le médecin dans le cas où elles deviendraient excessives.

Troisième degré. — A ce degré la brûlure est bien plus longue à guérir, car les plaies sont recouvertes d'escharres lentes à se détacher. Mêmes pansements avant l'arrivée du médecin. On devra surveiller très-attentivement la cicatrisation, car il peut s'établir des adhérences entre les parties brûlées si l'on a l'imprudence de les laisser en contact, adhérences difficiles ensuite à détruire. Cette recommandation est des plus importantes quand la brûlure a atteint plusieurs doigts ; pour éviter ces graves conséquences chaque doigt sera séparé de son voisin par un linge interposé entre eux.

Une autre suite plus fâcheuse encore d'une cicatrisation vicieuse, quand la brûlure occupe une articulation dans le sens de la flexion, c'est l'impossibilité de redresser le membre, impossibilité venant de la rétraction de la peau ; il est donc essentiel de maintenir le membre étendu jusqu'à ce que la cicatrice soit solidement établie.

Quatrième degré.—Je n'ai rien à ajouter à tout ce que j'ai dit précédemment, sinon qu'au quatrième degré la brûlure étant encore plus grave, puisque les muscles, parfois même les os sont compromis, tous les dangers que j'ai signalés sont plus à redouter ; on doit de plus encore craindre ces longues suppurations qui épuisent le malade et le font tomber dans le marasme, enfin des difformités, quelquefois même la perte d'un membre.

VI

GELURE.

L'action du froid, lorsqu'il est très-intense, peut aller jusqu'à produire la congélation. Le nez, les oreilles, les pieds et les mains y sont plus particulièrement exposés. Ces accidents sont rares dans nos climats ; cependant je vais en peu de mots donner les conseils qui doivent diriger ceux qui sont appelés à porter les premiers secours dans un cas semblable.

On se gardera bien d'approcher du feu le membre gelé : des douleurs atroces et la gangrène peut-être seraient la suite de cette conduite ; enveloppez-le d'un linge imbibé d'un liquide froid et dont peu à peu vous élèverez la température ; donnez à l'intérieur des infusions légèrement stimulantes et quelques cordiaux ; puis faites venir le médecin qui jugera de la gravité du mal et combattra les accidents qui surviennent dans les cas graves.

L'engelûre est déjà un premier degré de congélation ; les enfants y sont particulièrement sujets. Je conseillé, entre mille remèdes préconisés contre les angelures, d'employer, dès les premières démangeaisons, les frictions avec un mélange par parties égales d'eau-de-vie camphrée et d'acétate de plomb liquide.

VII

COLIQUES.

La colique, que je n'ai pas besoin de définir, n'est presque toujours que le symptôme d'une maladie ou même d'une simple indisposition; on conçoit donc qu'il faut avant tout, pour que les secours soient vraiment efficaces, chercher à découvrir les causes qui l'ont provoquée. Je vais passer en revue celles qui l'occasionnent le plus fréquemment.

Coliques par empoisonnement. — J'ai parlé longuement des empoisonnements, il est donc inutile d'y revenir ici.

Coliques par indigestion. — L'indigestion occasionnée soit par la qualité, soit par la quantité des aliments, est souvent accompagnée de coliques. Aidez ou provoquez le vomissement par une légère infusion de thé qui stimule en même temps l'estomac; si les coliques sont très-fortes et persistent après le vomissement, administrez un ou plusieurs lavements, couvrez le ventre de cataplasmes émollients; les indigestions graves réclament l'assistance du médecin.

Coliques venteuses. — L'accumulation de gaz dans les intestins produit parfois des coliques très-douloureuses; donnez

des infusions de menthe, de camomille,
une cuillerée d'eau de fleurs d'orangers ;
appliquez des linges chauds sur le ventre.

Coliques par constipation.— L'indication évidente est d'amener des selles au
moyen de lavements simples ou dans
lesquels on ajoute quelques cuillerées
d'huile d'olive ou de miel fondu. La constipation sera encore combattue par un régime rafraîchissant, l'abstention de vin
et de liqueurs, l'usage de boissons émollientes, par des bains et un exercice modéré ; ce dernier conseil s'adresse particulièrement aux personnes à profession sé-
dentaire. Si la constipation résiste à ces
moyens, appelez le médecin.

*Coliques par étranglement d'une her-
nie.* — Les personnes atteintes de hernie
doivent prendre les plus grandes précautions pour qu'elle soit constamment main-
tenue à l'aide d'un bandage convenable,
mais il en est beaucoup qui négligent ce
soin et portent leur hernie non réduite,
imprudence qui leur coûte souvent la vie;
car sous l'influence de bien des causes,
elle peut s'étrangler. L'irréductibilité de
la hernie, de violentes coliques, des vomissements leur annoncent l'accident et
le danger qu'elles courent. Ces personnes,
aux premiers symptômes, doivent se cou-
cher sur le dos, le bassin un peu élevé,
les jambes et les cuisses légèrement flé-

chies; on leur donnera des lavements, on placera des cataplasmes sur le ventre et l'on ne perdra pas un moment pour recourir au médecin si la hernie ne se réduit pas très-promptement.

Coliques par étranglement interne. — Un obstacle quelconque peut se former dans les intestins et arrêter le cours des matières. Des coliques dites du *Miserere*, une constipation opiniâtre, des vomissements même de matières fécales, le hoquet, sont les symptômes qui donnent lieude craindre un étranglement interne.

On administre des lavements, on couvre le ventre de cataplasmes et l'on se hâte d'appeler le médecin, car ce cas est de la plus haute gravité.

Coliques par suppression des hémorroïdes.—La suppression des hémorroïdes provoque parfois des coliques; les moyens pour les rappeler doivent être indiqués par l'homme de l'art.

Coliques par suppression des règles et de celles qui accompagnent leur écoulement.—Les femmes peu ou point réglées éprouvent fréquemment des coliques. La première indication est de rappeler les règles, ce qui exige un traitement qui varie suivant les causes de la suppression et ne peut être tracé que par le médecin.

Chez beaucoup de femmes les règles sont précédées de vives tranchées; on les soulagera par des fomentations chaudes sur le bas-ventre, quelques infusions de tilleul, de fleurs d'orangers, de mélisse ; huit ou dix gouttes d'ammoniaque liquide dans une infusion chaude amènent souvent un prompt soulagement. Le repos au lit ou sur une chaise longue est nécessaire à plusieurs.

Coliques de plomb. — A l'article des empoisonnements j'ai parlé de celui qui est occasionné par le plomb et ses composés ; mais ce que j'en ai dit regarde un empoisonnement pour ainsi dire aigu, suite de l'ingestion d'un de ces poisons. Il est une autre espèce d'empoisonnement lent et pour ainsi dire chronique, c'est celui qui atteint les personnes obligées par leur profession de manier ces dangereuses substances. Cet empoisonnement éclate de diverses manières et ses symptômes sont très-variés, mais le plus ordinaire est une violente colique particulièrement connue sous le nom de colique de plomb. Le traitement de la colique de plomb et des autres accidents saturnins est tout spécial et regarde exclusivement le médecin. En attendant son arrivée, on apportera du soulagement au malade par des lavements huileux, des cataplasmes, des infusions calmantes de tilleul ou de feuilles d'orangers.

Coliques de cuivre. — Ce que j'ai dit de

la colique de plomb, je le répète à l'égard de la colique de cuivre. Dans cette dernière les grands bains ou seulement les bains de siége seront très-avantageux.

Colique nerveuse. — Souvent après le plus minutieux examen on ne sait à quelle cause attribuer les coliques ; il en est en effet qui sont purement nerveuses ; on les combattra par tous les calmants en usage : éther, tilleul, feuilles d'orangers, etc.

Coliques des enfants, méconium, vers. — On nomme méconium cette matière noirâtre renfermée dans les intestins des enfants au moment de leur naissance. Cette matière doit être expulsée peu de temps après qu'ils sont venus au monde ; si elle est retenue au-delà de certain terme, elle leur donne des coliques. La nature, qui a pourvu à tout, a rendu le lait de la mère les premiers jours qui suivent l'accouchement, légèrement purgatif, et l'enfant se trouve ainsi doucement purgé ; mais il arrive parfois que ce purgatif naturel ne suffit pas, il manque même quand le nouveau né est confié à une nourrice qui a déjà allaité un premier enfant, car c'est une erreur de croire que le lait de la femme qui change de nourrisson reprend ses qualités premières. Dans ces deux cas, si l'on pense que les coliques de l'enfant proviennent de la rétention du méconium, on lui donnera quelques cuillerées de si-

rop de chicorée ou de fleurs de pêcher;
ce laxatif procure quelques selles à l'enfant qui se trouve immédiatement sou-
lagé; on peut faire usage des mêmes si-
rops toutes les fois qu'un enfant éprouve
des coliques par suite de constipation.

Les vers sont une cause fréquente de
coliques chez les enfants. On peut soupçonner leur présence quand la scléroti-
que (le blanc de l'œil) prend une teinte
bleuâtre et que la pupille est dilatée,
quand l'enfant se frotte fréquemment le
nez, lorsque pendant son sommeil il se
réveille en sursaut, lorsque ses urines
sont blanches et tachent les carreaux
comme du lait, mais surtout quand déjà
il en a rendu quelques-uns. Dans ce cas,
on comprend que la seule indication est
d'administrer à l'enfant un ou plusieurs
contre-vers.

Plusieurs des causes que nous avons
énumérées dans le cours de cet article
peuvent aussi occasionner des coliques
aux enfants; quand elles seront reconnues
on se conduira d'après les mêmes conseils.

On donne encore le nom de coliques à
des douleurs vives, déchirantes, parfois
atroces qui ont leur siège à l'estomac, au
foie, aux reins.

Coliques d'estomac.—Les coliques d'estomac peuvent provenir de l'ingestion

dans ce viscère d'aliments pris en trop grande quantité ou de difficile digestion, ou bien encore de substances âcres et vénéneuses; quelquefois elles sont purement nerveuses.

Dans le premier cas, on débarassera l'estomac en excitant des vomissements ; dans le second, on use de boissons adoucissantes, on place des cataplasmes, on a recours, suivant les diverses substances ingérées, aux antidotes que j'ai fait connaître; dans le troisième, on donne des infusions calmantes , quelques gouttes d'éther sur du sucre : tels sont les premiers secours à donner, mais qui ne dispensent point de recourir au médecin, pour peu que le cas soit grave. Les coliques d'estomac qui accompagnent les affections organiques de ce viscère ou qui sont dépendantes d'un état général de la constitution, réclament impérieusement les secours plus puissants que la médecine peut seule donner.

Coliques de foie ou hépatiques. — Ces coliques sont occasionnées par le passage d'un calcul dans une des voies que parcourt la bile. La douleur se fait sentir au côté droit, au creux de l'estomac, même au ventre, et se propage au sein droit, au cou, à l'épaule du même côté. La sueur colore souvent le linge en jaune. Couvrez le côté droit de cataplasmes délayés dans une forte décoction de têtes de pavots, donnez un ou plusieurs lavements, placez le malade dans un grand bain qui devra se prolonger plusieurs heures en maintenant l'eau à une température convenable. Le médecin appelé prescrira des remèdes plus actifs si ceux indiqués n'ont point calmé les douleurs, et remplira la seconde indication, celle de tenter d'obtenir la dissolution du calcul.

Coliques des reins ou néphrétiques. — Le passage d'un gravier plus ou moins gros dans le canal qui conduit l'urine des reins à la vessie, provoque la colique appelée néphrétique et que reconnaissent très-bien les personnes atteintes de la gravelle. Des douleurs violentes aux flancs, dans les reins, au bout de la verge, des engourdissements, des crampes aux pieds, aux jambes, des envies fréquentes d'uriner sans pouvoir les satisfaire : tels sont les principaux symptômes de la colique néphrétique. Les grands bains prolongés sont le meilleur remède contre la douleur, et pour faciliter la descente du gravier, le traitement de la gravelle sera indiqué par le médecin.

VIII

CONVULSIONS.

On nomme convulsions un mouvement

désordonné des muscles soumis à l'empire de la volonté.

Convulsions des enfants.—Une foule de causes peuvent faire éclater des convulsions au premier âge de la vie ; voici les plus ordinaires : la rétention du méconium, la dentition, l'impression du froid, la suppression brusque d'une éruption, l'action de l'air au moment de la desquammation après la rougeole, la scarlatine, une douleur vive, le lait de certaines nourrices, une indigestion, les vers, une perte de sang excessive, un air vicié, des vêtements trop serrés, etc.

Quand un enfant est atteint de convulsions, on doit donc passer en revue ces différentes causes et tâcher de découvrir celle qui les a déterminées ; souvent ces causes sont très-peu de choses. On cite un enfant pris de convulsions occasionnées par le lien trop serré d'un bonnet ; elles cessèrent quand on découvrit sa tête. Un autre enfant fut atteint de convulsions, on le déshabille, elles disparaissent aussitôt et l'on reconnaît qu'elles étaient produites par la simple piqûre d'une épingle ; ces deux exemples suffisent pour montrer avec quelle attention on doit examiner les enfants chez lesquels surviennent des convulsions.

Je prie instamment les mères de ne jamais employer ces remèdes débités par

les charlatans, accrédités par l'ignorance:
ils sont presque tous insignifiants ou dangereux.

Avant l'arrivée du médecin, contentez-vous de découvrir l'enfant, de lui faire respirer un air frais et pur, de placer des fomentations chaudes sur le ventre, de lui donner quelques calmants, tilleul et fleurs d'oranger en infusion.

Epilepsie. — L'épilepsie (mal caduc, haut mal) est une maladie assez commune et souvent on est à portée de donner pendant l'accès des secours aux malheureux qui en sont atteints ; je vais les indiquer : on placera le malade sur un lit arrangé de manière à ce qu'il ne puisse ni tomber ni se blesser, on le couchera sur le dos un peu de côté, on le déshabillera ou tout au moins on lui ôtera sa cravate, ses jarretières, son corset si c'est une femme, on desserrera tous ses vêtements ; s'il peut avaler des liquides, on lui donnera quelques cuillerées d'eau de fleurs d'oranger, on frictionnera le ventre, le dos et les membres avec l'eau-de-vie camphrée. On se gardera bien de secouer le malade, de vouloir de vive force redresser le pouce et les membres contournés ; il est utile aussi, quand cela est possible, de placer entre ses dents un rouleau de linge pour qu'il ne se les brise pas ou ne se morde pas la langue. Quand l'accès se prolonge et qu'il y a menace d'asphyxie, il faut recourir à des moyens plus énergiques, mais qui ne peuvent être employés que par le médecin.

Hystérie. — Les femmes hystériques sont sujettes à des attaques convulsives qui simulent beaucoup celles d'épilepsie. Comme dans ce dernier cas, on mettra la malade sur un lit, on la délacera, on desserrera tous ses vêtements de manière à ce qu'aucun ne puisse comprimer le ventre ou la poitrine, on maintiendra doucement les membres pour éviter qu'elle ne se blesse; si les dents ne sont pas trop serrées et que le mouvement de déglutition puisse s'accomplir, on donnera dix à vingt gouttes d'éther ou de teinture de castoreum sur un morceau de sucre, dans une infusion de tilleul ou de fleurs d'orangers, on lui fera sentir des odeurs fortes ou fétides, du vinaigre, de l'eau de Cologne, de l'éther, une plume brûlée; la chaleur sera rappelée aux extrémités par des linges chauds; des frictions douces seront pratiquées sur le creux de l'estomac.

IX

HÉMORRAGIES.

Le mot hémorragie signifie perte considérable de sang.

L'hémorragie est fréquemment occasionnée par les blessures, nous avons vu quels sont les premiers soins à donner dans ces cas là ; mais souvent aussi elle provient d'autres causes qu'il est inutile d'indiquer : je ne serais pas compris par les personnes étrangères à la médecine; il me suffira de faire connaître les moyens à employer pour arrêter celles qui arrivent le plus ordinairement et qui réclament de prompts secours.

Epistaxis (saignement du nez). — Un saignement de nez modéré n'est point un mal, souvent même c'est un bénéfice de nature ; mais il arrive parfois qu'il est si abondant qu'il constitue un véritable danger. Dans cette circonstance il est urgent de l'arrêter. On y parviendra le plus souvent en appliquant sur le front ou entre les épaules des compresses d'eau froide, de glace même si l'on peut s'en procurer; en donnant des bains de pieds à la moutarde. La cravate du malade sera préalablement enlevée, ses habits desserrés; on lui fera respirer un air frais ; il gardera un repos complet; quelquefois, malgré ces moyens, l'épistaxis continue; on se hâtera alors d'appeler le médecin qui pratiquera le tamponnement s'il est nécessaire.

Hémorragie utérine (pertes).—La matrice est le siége fréquent d'hémorragies qui deviennent parfois promptement mortelles. Quelle que soit la cause qui ait pro-

voqué la perte, la femme sera déshabillée,
placée sur un lit un peu dur et non sur la
plume, très-légèrement couverte, le bassin
plus élevé que le reste du corps; elle
prendra des boissons froides, de l'eau légèrement vinaigrée, de la gelée de gro-
seilles étendue d'eau. Si ces moyens ne
suffisent pas, on appliquera sur le bas
ventre des compresses d'eau froide, des
sinapismes seront placés sur les membres supérieurs, les mains seront plon-
gées dans un bain à la moutarde; nul cas
ne réclame plus que celui-ci la prompte
intervention de l'homme de l'art.

Hémorragie cérébrale (apoplexie). —
L'apoplexie demande immédiatement un
traitement actif; la première chose à faire
sera donc de recourir au médecin sans
perdre un seul instant. Avant son arrivée,
on déshabillera complètement le malade,
on le couchera sur un lit très-incliné, de
manière à ce que la tête soit beaucoup plus
élevée que les pieds, elle ne devra pas re-
poser sur un oreiller de plumes mais bien
rempli de balles d'avoine, ni être couverte
d'aucune coiffure chaude et épaisse; on
peut même la tenir nue. On fera en sorte
que l'air de la chambre soit frais et renouvelé; on appellera la chaleur aux pieds
par tous les moyens indiqués pour cela.

L'apoplexie est due à un épanchement
du sang dans le cerveau par suite de la

rupture de quelques vaisseaux! Ces vaisseaux peuvent n'être qu'engorgés, disten-
dus par une trop grande quantité de sang;
il n'y a pas alors apoplexie, mais simple-
ment congestion sanguine, vulgairement
nommée coup de sang. Dans ce cas ce sont
les mêmes soins à donner; ils seront encore bien plus efficaces, puisque souvent
ils peuvent suffire à dissiper la congestion.

X

DES CORPS ÉTRANGERS INTRODUITS DANS LE LARYNX, L'OEIL, LE NEZ OU L'OREILLE.

Pour être complet, je vais dire quelques mots sur les secours que l'on peut
donner sans inconvénients, dans le cas
d'introduction d'un corps étranger dans le
larynx, l'œil, le nez, l'oreille.

1° Des corps étrangers dans le larynx.
— Le corps étranger introduit dans le larynx peut être liquide ou solide. Lorsqu'une petite quantité de liquide a péné-
tré dans le larynx, ce qui arrive lorsque,
suivant l'expression consacrée, on boit de
travers, il est expulsé par la toux ou absorbé et ne présente aucun danger; il n'en
est pas de même s'il est solide. Le nombre des corps solides trouvés dans le larynx, dit un auteur, est vraiment prodi-
gieux et très-varié: ce sont des haricots,

des noyaux de cerise, des cailloux, des boutons, des pièces d'or, d'argent ou de cuivre, des fragments d'os, de verre, de morceaux de noix, de châtaignes, de la charpie, de l'étoupe, des pilules, des morceaux de sucre, des aliments mâchés, des vers, des mouches; on a même parlé d'une mâchoire de maquereau.

Ces accidents sont parfois d'une gravité extrême; il est donc urgent d'extraire promptement le corps étranger, quel qu'il soit. Cette opération, souvent très-délicate, ne peut être pratiquée que par un médecin, à moins que le corps étranger ne soit visible et facile à saisir, dans quel cas on se hâterait d'en débarrasser le malade. S'il en est autrement, on ne doit guère tenter que de provoquer des vomissements ou faire éternuer au moyen du tabac à priser ou en titillant le bord interne des narines avec les barbes d'une plume. On peut encore faire avaler au malade quelques cuillerées d'huile. Ces moyens comptent des succès, mais il serait imprudent d'attendre trop longtemps leur réussite. En pareil cas, il faut, tout en les employant, se hâter d'envoyer chercher un médecin, surtout si la suffocation est imminente.

Des corps étrangers dans l'œil.—Beaucoup de corps étrangers peuvent s'introduire accidentellement dans l'œil. Les plus fréquents sont : des éclats de bois, de pierre, un fêtu de paille, des grains de poussière, des fragments de fer ou d'acier, des insectes, etc. Ces corps restent libres ou sont fixés plus ou moins profondément dans une des membranes de l'œil. S'ils sont libres, le mouvement de l'œil et les larmes les entraînent promptement au dehors ; d'ailleurs l'extraction en est facile au moyen d'un coin de mouchoir roulé ou d'une tête d'épingle que l'on promène sous la paupière si le corps étranger y est retenu.

Quand l e corps est fixé dans l'œil, il ne faut pas insister sur les essais que l'on pourrait tenter pour l'extraire: ces essais faits par une main inhabile seraient plus nuisibles qu'utiles; comme cet accident ne peut pas entraîner des suites fâcheuses avant l'arrivée du médecin, il est préférable de l'attendre.

Des corps étrangers dans le nez.— Un corps étranger introduit dans les narines peut y séjourner longtemps sans entraîner beaucoup d'inconvénients et même de douleur, il n'en résulte ordinairement qu'une gêne plus ou moins grande ; on a donc tout le loisir de réclamer les secours de l'art. Souvent on réussit à expulser le corps étranger en faisant fortement éternuer le malade : ce moyen doit toujours être tenté.

Des corps étrangers dans l'oreille. —
Je crois ne pouvoir mieux faire que de
transcrire ici ce que dit Vidal de Cassis
sur l'extraction des corps étrangers dans
l'oreille. « Les anciens, dit-il, secouaient
beaucoup leurs malades, ils les faisaient
éternuer et les engageaient à sauter à
cloche-pied; ils appuyaient leur tête sur
une table et les secouaient avec force. Ce
qu'il y a de vrai, c'est qu'un certain ébran-
lement imprimé à la tête peut faire sortir
un corps étranger. Dans le midi, les na-
geurs qui sont incommodés par l'eau introduite dans une oreille, penchent la tête
du côté de cette oreille, appliquent un
caillou sur le pavillon, le tiennent d'une
main et avec l'autre main qui a saisi un
caillou ils frappent à petits coups sur le
premier et l'oreille se vide..... Je connais
un fait d'extraction d'un fragment de corail qui avait causé une exaltation cérébrale voisine du délire; ici on n'employa
pas les percussions, on introduisit seulement quelques gouttes d'huile et on obli-
gea le malade à rester couché sur l'oreille
malade pendant une nuit entière: le matin
on trouva le corail sur l'oreiller. Ainsi je
crois qu'il est bon de commencer par se
servir de la position, de la percussion et
de l'huile : ces moyens doivent être préfé-
rés par le vulgaire à d'autres qui pourraient être dangereux.

Si c'est un corps qui peut se fondre ou se délayer, comme le sucre, l'argile, etc., l'huile suffira le plus souvent. Si on en imbibe un bourdonnet de coton introduit dans l'oreille, on peut faire mourir des insectes dont l'oreille est embarrassée. Enfin, on a quelquefois attiré au dehors des corps vivants par des appâts. Ainsi du lait pour le perce-oreille, de la viande pour des vers.

Ces conseils sont excellents et l'on ne peut mieux que de les mettre en pratique; d'ailleurs, je répéterai sur l'introduction des corps étrangers dans l'oreille ce que j'ai dit sur ceux qui pénètrent dans les narines, c'est-à-dire qu'ils peuvent y séjourner quelque temps sans conséquences fâcheuses; ainsi on a le loisir de prévenir le médecin.

XI

DES SOINS GÉNÉRAUX A DONNER AUX MALADES.

Ce n'est point assez d'administrer avec intelligence aux malades les premiers secours; ce n'est pas même assez de faire appeler le médecin, ils doivent être encore de la part des personnes qui les entourent l'objet des soins les plus assidus et les plus constants. Ces soins contribueront pour beaucoup à leur guérison.

Le malade sera placé dans une chambre bien aérée et suffisamment chauffée en hiver, éloignée autant que possible de tous bruits; on n'y laissera rien qui puisse donner quelqu'odeur forte et pénétrante. Le lit sera garni de rideaux, on ne le fera ni trop dur ni trop tendre; généralement dans la campagne on couvre trop les malades : c'est un usage nuisible, il faut cependant éviter l'excès contraire. La propreté est chose essentielle : sa chambre, son lit, sa personne, seront donc tenus très-proprement. Le malade aime le calme et le silence, tous ses organes affaiblis ou surexcités sont extrêmement sensibles; un jour trop grand blesse ses yeux, le bruit d'une porte fermée brusquement le fait tressaillir, la conversation des gens qui l'approchent agace ses nerfs. Evitez-lui donc toutes ces causes de fatigue, ne laissez pénétrer auprès de lui que les personnes utiles ou celles dont la présence lui est agréable. Evitez de parler même à voix basse de son état, de faire quelque rapprochement de sa maladie avec celle d'un autre quand celle-ci s'est terminée d'une manière funeste. Ne l'abordez qu'avec un visage riant et plein de confiance, ne lui parlez que de choses gaies, de ses projets, de l'avenir, surtout qu'il ne soit jamais témoin de scènes déchirantes et de regrets anticipés. Lorsque vous concevez des craintes sérieuses sur l'issue de la maladie et qu'il sera temps de l'avertir de régler ses affaires spirituelles et temporelles, faites-le avec les plus grands ménagements en lui persuadant que vous ne l'engagez à prendre ces précautions que dans la vue d'un danger éloigné et qui sans doute ne se présentera pas. S'il n'accueillait pas ces premiers avis, votre devoir alors est de parler plus clairement. Je sais que dans bien des circonstonces c'est une démarche difficile et toujours très-pénible, mais l'hésitation n'est point permise : la douleur que le malade peut en ressentir, les craintes qui viendront peut-être l'assaillir, mais qui n'ont point, du reste, l'influence fâcheuse que l'on veut leur attribuer, ne sauraient entrer en compensation aux yeux d'un chrétien avec le malheur de mourir sans les secours de la religion.

La maladie change les meilleurs caractères ; celui qui souffre devient capricieux, colère même, il recherche souvent ce qui peut lui nuire et refuse de prendre ce qui lui est avantageux ; ses goûts sont changeants, bizarres ; il faut savoir supporter ses impatiences, ne point lui montrer que les services qu'on lui rend sont parfois rebutants et ennuyeux.

Pour l'engager à accepter les remèdes, les boissons prescrites, le régime auquel il sera astreint, on usera de beaucoup de douceur et de tous les moyens de persuasion; on sera même ingénieux à le tromper et à éluder ses demandes déraisonnables.

Enfin, je recommande de suivre ponctuellement toutes les prescriptions du médecin, même celles qui paraîtraient insignifiantes, de faire observer exactement au malade la diète quand elle lui a été ordonnée. Si quelques aliments sont permis et que la quantité et la qualité en soient fixées, ne lui en donnez pas davantage ni ne les changez. Ne faites jamais boire de vin au malade sans l'avis du médecin; que de victimes fait tous les jours parmi les ouvriers des villes et des campagnes la violation de ces derniers conseils! On est dans l'habitude non-seulement de donner au malade des aliments quand il en demande, mais même de l'engager à en prendre lorsque la sage nature lui inspire pour toute nourriture un dégoût invincible; aussi bientôt la maladie redouble-t-elle, les accidents les plus graves surviennent et la mort est la conséquence d'un préjugé funeste qui de longtemps encore ne sera pas déraciné de l'esprit du peuple.

N'écoutez point les conseils que des personnes, obligeantes sans doute mais très-ignorantes, viennent sans cesse prodiguer; vous devez avoir pleine et entière confiance dans le médecin de votre choix: lui seul doit prescrire le traitement, aucun médicament ne doit être administré à son insu.

Dois-je parler de la conduite, qui ne serait-qu'absurde et ridicule, si elle n'avait souvent les plus fâcheux résultats, de ces personnes qui consultent les charlatans, les somnambules et les sorciers, gens qui vivent aux dépens de leurs dupes et que la loi devrait punir sévèrement. Je n'en aurais pas dit un mot si cet usage n'était pas malheureusement très-répandu dans les campagnes et même dans les villes.

XII

DE LA CONVALESCENCE.

La convalescence est un état intermédiaire entre la santé et la maladie; la première est passée, la seconde n'est pas encore revenue.

La convalescence exige des soins particuliers et les conseils que je vais donner sont d'autant plus nécessaires que, parmi les ouvriers, dès que le danger a cessé d'exister, on néglige toutes précautions; aussi chez eux la maladie est-elle suivie très-souvent de rechutes, ou tout au moins la santé ne revient-elle qu'avec une excessive lenteur.

Les organes affaiblis, ébranlés par la maladie, sont d'une extrême sensibilité aux diverses influences, et ce n'est qu'insensiblement qu'ils peuvent reprendre leur jeu normal et régulier; il est facile de déduire de cette phrase le traitement entier de la convalescence.

Une température douce, un air pur, sont essentiels aux convalescents; l'impression du froid rappelle la fièvre, occasionne des récidives; d'un autre côté, un air lourd, peu ou point renouvelé, est impropre à rendre au sang appauvri ses qualités primitives; les convalescents seront donc chaudement vêtus, non pas cependant de manière à provoquer une transpiration qui les affaiblirait encore davantage; les pieds seront garantis du froid et de l'humidité par de bonnes chaussures et des bas de laine. On ouvrira fréquemment les croisées de sa chambre si le temps est beau ; le convalescent s'en approchera de temps en temps pour respirer l'air pur du dehors. L'alimentation doit être spécialement surveillée chez les convalescents; la plupart ont un appétit prononcé, on se gardera bien de le satisfaire. On commencera par donner des bouillons, on y ajoutera ensuite quelques fécules, plus tard on essaiera un œuf frais, des fruits cuits ou bien mûrs, des viandes légères ; peu à peu le convalescent reprendra son ancien régime. Il est utile de varier les aliments ; les repas seront rapprochés, chacun sera peu abondant : il vaut mieux donner à manger plus souvent et moins à la fois en étudiant toujours les mets que l'estomac adopte de préférence.

C'est un signe excellent quand le malade éprouve le désir de reprendre ses anciennes habitudes. Ainsi, l'homme qui fume ou prise ne songe nullement à sa pipe , à sa tabatière pendant la maladie; lorsque ces goûts renaissent, on peut y voir une preuve que les organes tendent à rentrer dans l'état d'où ils étaient momentanément sortis. Il en est de même lorsque la mémoire affaiblie revient, que les facultés intellectuelles se réveillent, que le caractère reparaît; si les habitudes sont vieilles, qu'elles ne soient pas mauvaises par elles-mêmes, le convalescent peut et doit, jusqu'à un certain point, les reprendre insensiblement s'il en ressent le besoin ou du moins un vif désir.

La maladie épuise vite et quelquefois pour longtemps les forces musculaires; après la guérison le malade ressent une prostration extrême, ses membres sont brisés, ses jambes ne le soutiennent qu'avec peine, l'abbattement, la fatigue, succèdent au moindre exercice; cet état se dissipe à mesure que la convalescence marche à son terme et que l'alimentation devient plus réparatrice; mais le convalescent ne doit pas trop se hâter d'écouter un courage qui naît toujours avant ses forces et de reprendre son travail habituel : il s'exposerait à une rechute ou à tomber dans un état de faiblesse et de langueur peut-être incurable. Il fera des promenades courtes d'abord, puis plus longues : elles auront le double avantage d'exercer ses forces et de stimuler doucement toutes les fonctions de l'organisme ; ensuite il travaillera quelques heures seulement, en choisissant une occupation peu pénible, et ce n'est qu'après un complet rétablissement qu'il pourra se livrer sans danger aux travaux de sa profession,

Hélas! pourquoi faut-il que, pour beaucoup peut-être de mes lecteurs ce dernier conseil soit si difficile à suivre ! Le malheureux ouvrier qui a épuisé pendant une longue maladie le fruit de quelques économies, qui voit la misère s'avancer à grands pas, son crédit se perdre, l'espérance d'une récolte s'évanouir faute de travail, où qui est menacé de perdre une place avantageuse, cet ouvrier, dis-je, poussé par une implacable, nécessité se traîne à son travail à peine sorti de la maladie; mais ses forces le trahissent, la nature ne peut pas faire ce qu'il exige d'elle,

et, par ses efforts impuissants, il use à
tout jamais les restes d'une existence qui
s'éteint. Cette position est cruelle sans
doute; cependant si l'ouvrier comprend
bien ses intérêts, il fera les derniers efforts, il épuisera toutes ses ressources
plutôt que de travailler trop prématuré-
ment; car c'est chose certaine qu'il perdra
du temps au lieu d'en gagner, et que bien
plus, il s'exposera à succomber à la fatigue, à l'épuisement, et à plonger par sa
mort sa femme et ses enfants dans l'aban-
don et la misère.

Malgré les soins les mieux entendus et
les plus constants, la convalescence est
parfois accompagnée de certains accidents qui en retardent la marche; le médecin les combattra.

FIN.

TABLE DES MATIÈRES.

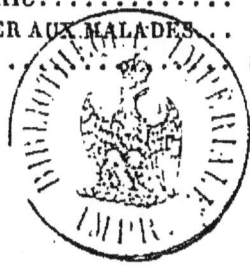

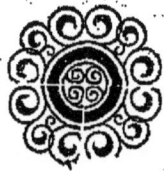

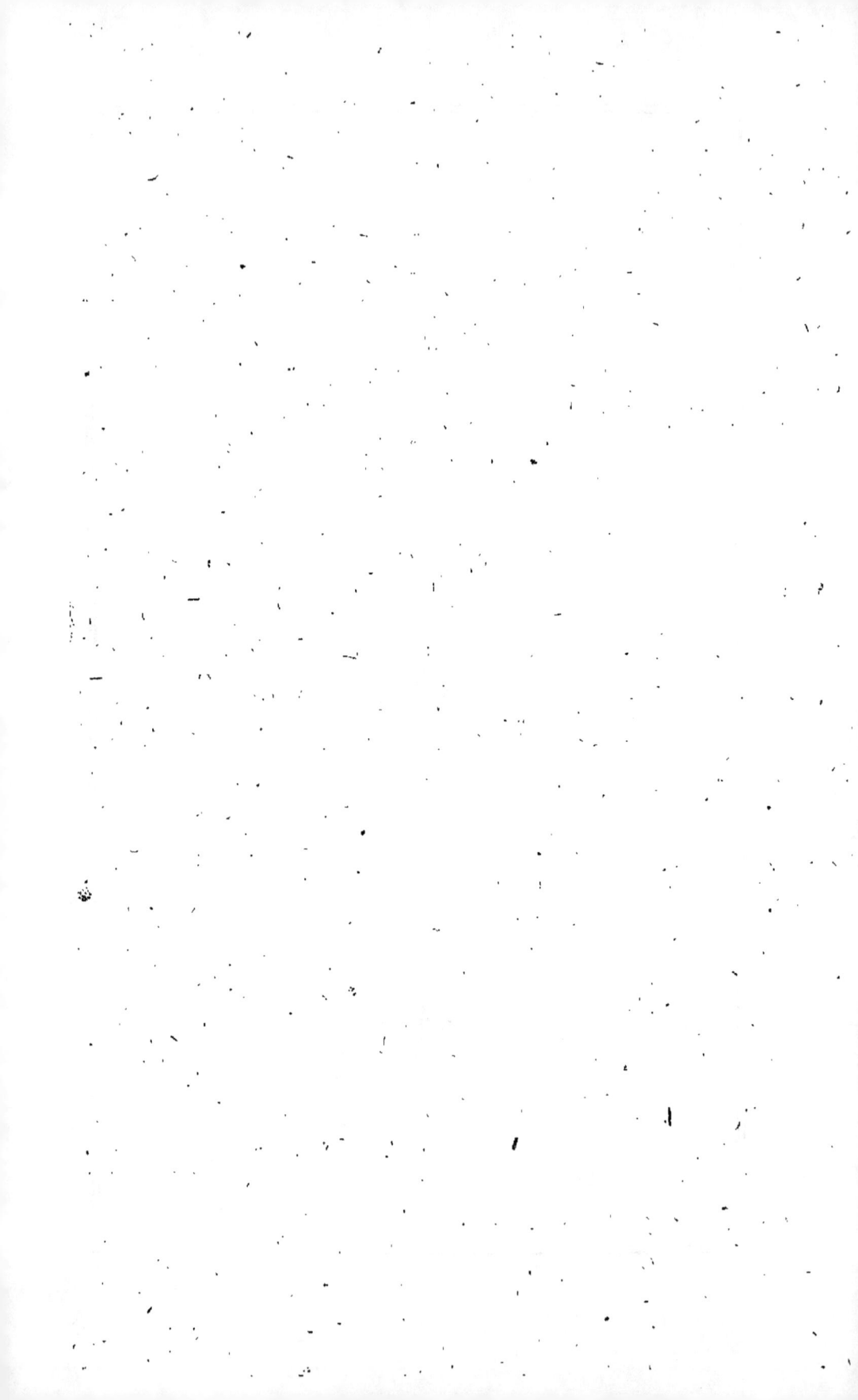

www.ingramcontent.com/pod-product-compliance
Lightning Source LLC
Chambersburg PA
CBHW070811210326
41520CB00011B/1914